Shivika Garg
C. Munish Reddy
Pradeep Raghav

Reabsorção radicular após terapia com alinhadores

Shivika Garg
C. Munish Reddy
Pradeep Raghav

Reabsorção radicular após terapia com alinhadores

Reabsorção radicular

ScienciaScripts

Imprint

Cover image: www.ingimage.com

This book is a translation from the original published under ISBN 978-620-8-06533-1.

Publisher:
Sciencia Scripts
is a trademark of
Dodo Books Indian Ocean Ltd. and OmniScriptum S.R.L publishing group

120 High Road, East Finchley, London, N2 9ED, United Kingdom
Str. Armeneasca 28/1, office 1, Chisinau MD-2012, Republic of Moldova, Europe
Printed at: see last page
ISBN: 978-620-8-14663-4

ÍNDICE

INTRODUÇÃO

A reabsorção radicular, também conhecida como reabsorção radicular inflamatória induzida ortodonticamente (OIIRR), é uma consequência patológica inevitável da movimentação dentária ortodôntica que, tal como os outros efeitos secundários da terapia, não deve ser ignorada. A ortodontia é provavelmente a única disciplina dentária que utiliza verdadeiramente a inflamação para resolver problemas funcionais e estéticos e, por isso, a reabsorção radicular foi rebaptizada como OIIRR.[1] A reabsorção radicular associada ao tratamento ortodôntico é externa e apical por natureza. Quando são aplicadas forças ortodônticas excessivas e contínuas, pode ocorrer hialinização ou necrose asséptica da membrana periodontal, o que leva à atividade osteoclástica, resultando assim na reabsorção radicular.[2]

Nalguns pacientes, a reabsorção radicular é menor, no entanto, a maioria dos casos mostra uma quantidade severa de reabsorção radicular. A reabsorção radicular é causada não por um único, mas por vários factores diferentes. Estes factores incluem caraterísticas morfológicas, caraterísticas biológicas e uma combinação de ambas. No caso dos factores mecânicos, estão envolvidos a extensão e o tipo de movimento dentário, o torque radicular e as forças intrusivas, a magnitude da força ortodôntica, a duração e o tipo de força. Quanto aos factores biológicos, a suscetibilidade genética, os factores sistémicos (desequilíbrio hormonal), a agenesia dentária e a ingestão de medicamentos influenciam a reabsorção radicular.[3]

Nos últimos anos, a terapia com alinhadores transparentes (CAT) tem sido amplamente aplicada no domínio da ortodontia. Trata-se de um sistema de aparelhos orais plásticos sequenciais, amovíveis e extremamente finos para a dentição completa. As vantagens inerentes à CAT, como a estética, o conforto e a conveniência na manutenção da saúde oral, levaram a que se tornasse uma opção prioritária no planeamento do tratamento.[4] Biomecanicamente, a técnica ou aparelho utilizado para um tratamento ortodôntico pode ser um importante fator determinante no grau de reabsorção radicular. Em geral, forças leves e intermitentes tendem a prevenir a reabsorção, pois permitem a cicatrização do cemento reabsorvido. O CAT pertence à classe dos aparelhos removíveis e, portanto, são aplicadas forças intermitentes nos dentes.[5]

Em ortodontia, a avaliação radiográfica é um instrumento de diagnóstico essencial para detetar a reabsorção radicular. Anteriormente, eram utilizados métodos histológicos para a determinação da reabsorção radicular, mas estes têm as suas próprias dificuldades, uma vez que são realizados in vitro e, por conseguinte, em dentes extraídos ou em estudos com animais. São utilizadas várias modalidades para a avaliação da reabsorção radicular, incluindo a radiometria e a tomografia computorizada tridimensional de feixe cónico. O exame radiográfico inclui a utilização de imagens bidimensionais, tais como filmes periapicais, filmes panorâmicos e filmes cefalométricos, sendo as imagens periapicais através da técnica de paralelização o padrão de ouro para a medição da reabsorção radicular. Os exames tridimensionais envolvem TC, micro TC e CBCT. A TCFC é o método tridimensional mais frequentemente utilizado, uma vez que apresenta vistas 2D em todas as 3 dimensões (axial, coronal e sagital). [6] A principal restrição do método bidimensional é o facto de apenas poder ser medida a RR. Em vez disso, as abordagens tridimensionais produzem medições mais precisas e oferecem a possibilidade de avaliar o comprimento total da raiz tridimensionalmente. No entanto, existe uma controvérsia na literatura relativamente ao efeito dos alinhadores transparentes na reabsorção radicular apical. Assim, existe a necessidade de explorar melhor o evento da reabsorção radicular após o tratamento com alinhadores transparentes.

DISCUSSÃO

A primeira pessoa a discutir a reabsorção radicular foi Bates em 1856[7] . Ele se referiu ao processo como "absorção", que era causado por danos à membrana periodontal. A reabsorção radicular, também conhecida como reabsorção radicular apical, é uma consequência patológica inevitável da movimentação ortodôntica dos dentes. Trata-se de um processo imprevisível e irreversível se a reabsorção penetrar na dentina.[3] Devido aos recentes desenvolvimentos clínicos, a reabsorção radicular está agora a receber mais atenção do que nunca.

Reabsorção radicular

Em 1914, Ottolengui[8] chamou a atenção para um relato de caso de Schwarzkopf (1887) de uma menina de dez anos de idade, que apresentava reabsorção radicular apical em dentes excisados e estabeleceu uma relação legítima entre reabsorção radicular e tratamento ortodôntico. Mais tarde, em 1927, a reabsorção radicular tornou-se um grande problema para a comunidade ortodôntica. Esse fato foi documentado por

Ketcham[9] . Ele demonstrou a reabsorção radicular iatrogénica com a ajuda de radiografias pré-tratamento e pós-tratamento em pacientes que foram submetidos a tratamento ortodôntico. Ele concluiu que a reabsorção radicular distinta foi observada em 21% dos indivíduos que foram submetidos a tratamento ortodôntico e apenas 1% foi observado em indivíduos que não foram submetidos a qualquer terapia ortodôntica. No entanto, é razoavelmente provável que Ketcham tenha documentado apenas ocorrências de absorções óbvias, demonstradas por um encurtamento distinto das raízes. Além disso, naquela época, não havia padronização das técnicas radiográficas. Ao contrário, Becks[10] , em 1931, afirmou que as superfícies radiculares de alguns pacientes não se alteravam como resultado de forças ortodônticas severas, mas em outros, forças moderadas ocasionalmente resultavam em enormes volumes de reabsorção radicular. Ele acreditava que algumas das reabsorções em dentes permanentes, observadas após o tratamento ortodôntico, eram causadas principalmente por distúrbios metabólicos concomitantes, em vez de estarem diretamente relacionadas ao tratamento ortodôntico em si. Mais tarde, em 1936, ele avaliou 100 pacientes e, assim, reconfirmou que 20% das reabsorções eram devidas a um trauma mecânico incidente na movimentação dentária e os outros 80% tinham algum fator sistemático subjacente que levava à reabsorção radicular. Assim, prevaleceu o conceito de que a reabsorção radicular é algo sobre o qual o ortodontista não tem controlo e que se tornou um dos perigos inevitáveis inerentes à terapia ortodôntica. Além disso, para acalmar a ansiedade entre os ortodontistas, Hemley[11] , em 1941, estudou a etiologia da reabsorção radicular. Ele descobriu que os dentes mais suscetíveis à reabsorção radicular eram os incisivos, os primeiros pré-molares, os primeiros molares permanentes, os caninos, os segundos pré-molares e os segundos molares, em ordem decrescente. No entanto, houve uma variação significativa entre os dentes mandibulares e maxilares em termos de suscetibilidade. Além disso, no seu estudo, concluiu que o primeiro incisivo superior era muito menos suscetível do que o primeiro incisivo inferior, enquanto os incisivos laterais superiores eram muito mais susceptíveis do que os incisivos laterais inferiores e também os caninos superiores mostravam maior suscetibilidade do que os caninos inferiores. Assim, ele concluiu que a incidência de reabsorção radicular poderia ser reduzida a ponto de não precisar ser considerada perigosa para o tratamento ortodôntico. Além disso, com o objetivo de analisar a prevalência e o mecanismo da reabsorção radicular, foi realizado um estudo por Henry e Weinmann[12] em 1951. Eles descobriram que a inflamação não causava a reabsorção, mas que a reabsorção do cemento ocorria em todos os lados da raiz do dente. Além disso, verificaram que alguma da reparação nestas áreas se devia ao cemento secundário e que podiam tornar-se anatomicamente completas. Também demonstraram que, embora a inflamação gengival e periodontal e as bolsas fossem frequentemente encontradas nesta área, havia pouca ou nenhuma reabsorção de cemento no terço gengival da raiz. Posteriormente, para corroborar os estudos anteriores, Phillips[13] , Reitan[14] e Shafer[15] também listaram vários fatores principais que causam a reabsorção radicular, sendo eles: movimento fisiológico do dente, pressão do dente impactado adjacente, inflamação periapical ou periodontal, implante ou reimplante dentário, trauma oclusal contínuo, tumores ou cistos, distúrbios metabólicos ou sistêmicos, problemas funcionais ou comportamentais locais, tratamento ortodôntico e fatores idiopáticos. A partir daí, a reabsorção radicular foi classificada por Andreasen[16] em 1988. Ele mencionou três tipos de reabsorção radicular externa:

1. A reabsorção da superfície, que é um processo auto-limitado, geralmente envolvendo pequenas áreas de contorno seguidas de reparação espontânea a partir de partes adjacentes intactas do ligamento periodontal

2. Reabsorção inflamatória, em que a reabsorção radicular inicial atingiu os túbulos dentinários de um tecido pulpar necrótico infetado ou uma zona leucocitária infetada

3. Reabsorção de substituição, onde o osso substitui o material dentário reabsorvido que leva à anquilose.

Ao mesmo tempo, Tronstad[17] aprofundou a questão da reabsorção inflamatória no seu estudo. Mencionou que a reabsorção inflamatória se deve à presença de células multinucleadas que colonizam a superfície cementária mineralizada. Além disso, caracterizou a reabsorção inflamatória em dois tipos, nomeadamente a reabsorção inflamatória transitória e a reabsorção inflamatória progressiva. A reabsorção inflamatória transitória ocorre quando a estimulação do dano é mínima e por um curto período. Este defeito não é normalmente detectado radiograficamente e é reparado por um tecido semelhante ao cemento. Por outro lado, quando a estimulação é feita durante um longo período, chama-se reabsorção inflamatória progressiva. Uma vez que o dente se torna parte do osso, o processo normal de remodelação levará gradualmente à destruição completa do dente pelo osso, o que também é chamado de reabsorção de substituição.[17] Assim, a reabsorção radicular após o tratamento ortodôntico é uma reabsorção superficial, ou reabsorção inflamatória transitória. A reabsorção de substituição raramente é observada após o tratamento ortodôntico. Quando forças são aplicadas, geralmente resulta em reabsorção óssea, o que causa o movimento do dente, uma vez que o cemento é mais resistente à reabsorção do que o osso mais frágil. Concluiu que a reabsorção dos tecidos dentários mineralizados ocorre quando a camada de células formadoras que recobre o tecido é rompida pelos osteoclastos, que então podem acessar o tecido mineralizado, ou também quando o cemento é mecanicamente danificado ou raspado.[17] Isso foi confirmado por Jones e Boyde[18.] . Eles afirmaram que o osteoclasto é responsável tanto pela desmineralização do tecido calcificado quanto pela subsequente destruição da matriz orgânica. Descobriram que as lacunas reabsorvidas são mais frequentemente observadas no lado da pressão do que no lado da tensão. Também foi relatado por alguns[3,14] , que as mesmas regiões onde se inicia a reabsorção radicular fisiológica também sofrem reabsorção radicular após a terapia ortodôntica. Além disso, a reabsorção radicular tem duas fases: durante a primeira fase, o dano da superfície externa da raiz causa a exposição do tecido mineralizado desnudado, enquanto na segunda fase, as células multinucleadas são estimuladas a colonizar o tecido mineralizado desnudado, levando a um processo de reabsorção. Sem qualquer estímulo adicional, o material semelhante ao cemento repara espontaneamente os danos no espaço de 2 a 3 semanas.[19]

FACTORES QUE AFECTAM A REABSORÇÃO RADICULAR[3]

1. Factores biológicos e ambientais

- Suscetibilidade individual[3,20] - a reabsorção radicular parece variar entre indivíduos e dentro do mesmo indivíduo em momentos diferentes. As hormonas, o tipo de corpo e a taxa metabólica são sinais metabólicos que causam alterações na ligação entre a atividade osteoblástica e osteoclástica.

Podem alterar a reação de uma pessoa à doença, ao trauma e ao envelhecimento, bem como o metabolismo de uma determinada célula.

- Factores sistemáticos - problemas endócrinoscomo hipotiroidismo, hipopituitarismo, hiperpituitarismo e outras doenças estão relacionados com a reabsorção radicular.
- Nutrição - a má nutrição pode causar reabsorção radicular, embora não seja um fator importante.
- Idade cronológica[21] - com a idade, o cemento alarga-se, o osso torna-se mais denso, avascular e aplástico, e a membrana periodontal torna-se menos vascular, aplástica e estreita.

• Hábitos[1,3] - hábitos deletérios como roer as unhas, disfunção dos lábios ou da língua e hábitos de chupar os dedos que se prolongam para além dos sete anos de idade foram todos identificados como riscos potencialmente perigosos para o desenvolvimento de reabsorção radicular.

• Género[3,22] - a reabsorção radicular e o género não estão correlacionados.

Embora alguns estudos indiquem que as mulheres são mais propensas à reabsorção radicular.

• Presença de reabsorção radicular antes do tratamento ortodôntico existe uma elevada correlação entre a quantidade e a gravidade da reabsorção radicular[1]

2. Factores de risco dentário [23]

• Estrutura dentária - as formas radiculares com raízes rombas ou em forma de pipeta tiveram uma prevalência mais elevada do que o normal

• Dentes previamente traumatizados - os dentes traumatizados podem sofrer reabsorção mesmo sem tratamento ortodôntico.

E esses dentes, quando são tratados ortodonticamente, tornam-se mais sensíveis a uma maior perda da superfície radicular.[21]

- Dentes tratados endodonticamente - estes são mais resistentes à reabsorção radicular, uma vez que a dureza e a densidade aumentam após o tratamento endodôntico.[24]

- Densidade do osso alveolar - quanto mais denso for o osso alveolar, maior será a ocorrência de reabsorção radicular durante o tratamento ortodôntico.[25]

- A reabsorção radicular apical apresenta um efeito menos crítico no suporte periodontal do que a perda de suporte alveolar secundária à doença periodontal, sendo que 3 mm de perda radicular apical equivalem a 1 mm de perda óssea crestal.[25]

- Dente específico - os dentes maxilares foram considerados mais sensíveis do que os dentes mandibulares. De acordo com a gravidade, os laterais superiores, os centrais superiores, os incisivos inferiores, as raízes distais dos primeiros molares inferiores, os segundos pré-molares inferiores e os segundos pré-molares superiores são os dentes mais frequentemente afectados.[22]

- Morfologia anormal da raiz - pipeta, dilacerada e pontiaguda.

A transmissão da pressão é diversa, dependendo da anatomia da raiz. O aumento da pressão pode danificar ainda mais o PDL apical, causando um ciclo inflamatório que pode progredir para a reabsorção radicular apical[26]

3. Factores mecânicos:

- Aparelhos

Fixos vs Removíveis: o uso de aparelhos fixos é mais prejudicial para as raízes do que os removíveis. Stuteville, por sua vez, levantou a hipótese de que as raízes são mais prejudicadas pelas forças de oscilação provocadas por objectos móveis.[27]

Begg vs Edgewise - A técnica Begg causa menos reabsorção radicular do que a Edgewise, mas com forças intrusivas a técnica Begg mostra uma maior frequência de reabsorção radicular[19] .

De acordo com Pandis[28] , não foi encontrada diferença significativa entre braquetes autoligáveis convencionais e passivos. Não há diferença entre as mecânicas de arco seccional e contínuo em termos do grau de reabsorção radicular.

- Elásticos intermaxilares - as forças de deslocação juntamente com os elásticos são mais propensas à reabsorção radicular.[27]

- Movimento dentário - não existe um movimento seguro. Embora a inclinação, o torque, o movimento corporal e a expansão palatina também possam ser culpados, é provável que a intrusão seja a causa principal dos maiores danos nas raízes afectadas.[29]

- Forças ortodônticas - um estudo de Harry e Sims concluiu que tensões mais elevadas causavam mais reabsorção radicular.[30] Forças contínuas versus forças intermitentes - As forças intermitentes são utilizadas durante um período de tempo para permitir que o cemento reabsorvido se repare, ao mesmo tempo que trava a reabsorção futura. Além disso, um estudo efectuado por Weltman concluiu que as forças contínuas produziam significativamente mais reabsorção radicular do que as forças descontínuas.[29]

- Duração do tratamento - Após 1, 2, 3 e 7 anos de tratamento ativo, Rudolph relatou que 40%, 70%, 80% e 100% dos pacientes em tratamento apresentavam alguma reabsorção radicular, respetivamente. Levander e Malmgren descobriram que a reabsorção radicular apareceu em 34% dos dentes investigados após 6 a 9 meses de tratamento, mas aumentou para 56% no final do tratamento ativo, que durou 19 meses.[26] Uma duração mais longa do tratamento irá acelerar a reabsorção radicular.

Diagnóstico radiográfico / diagnóstico clínico da reabsorção radicular:

Para diagnosticar a reabsorção radicular, são frequentemente utilizadas radiografias. É necessário um certo grau de reabsorção radicular para que esta seja detectada nas radiografias. A avaliação da quantidade exacta de perda radicular é mais difícil quando o dente está em movimento, particularmente quando está a ser torcido ou inclinado. Várias técnicas radiográficas que são utilizadas para a deteção da reabsorção radicular envolvem - bissecção periapical, técnica de paralelismo periapical, ortopantomograma, cefalograma, laminograma e tomografia computorizada de feixe cónico.[2]

A abordagem de paralelismo periapical, apesar das suas desvantagens, proporciona a melhor relação benefício/risco quando se trata de identificar e avaliar a extensão da perda de material radicular apical. Além disso, este facto foi apoiado por um estudo realizado por Dudic et al, que comparou a CBCT com a OPG e concluiu que a CBCT não pode substituir a OPG devido à sua menor exposição aos raios X.[31]

Terapia com alinhadores

O número de pacientes adultos que procuram tratamento ortodôntico aumentou nos últimos anos, e muitos deles manifestaram o desejo de alternativas estéticas e agradáveis aos aparelhos fixos tradicionais.

HISTÓRIA

Em 1946, Kesling propôs a ideia de realinhar gradualmente os dentes desalinhados usando uma série de posicionadores dentários termoplásticos, abrindo assim a porta para o uso de aparelhos ortodônticos transparentes. O posicionador de Kesling era um aparelho de acabamento de curta duração (90 dias), feito de borracha preta e que cobria ambas as arcadas dentárias. Ele era acionado quando o paciente mordia a borracha. O posicionador foi concebido para fechar os espaços interdentários após o desbaste e para efetuar pequenas correcções inter-arcos. Era usado principalmente à noite.[32] Eventualmente, Nahoum e outros autores discutiram vários aparelhos de sobreposição, incluindo retentores invisíveis. [33] Além disso, estavam a ser realizados pequenos movimentos dentários utilizando um método criado por Raintree Essix (Nova Orleães, Louisiana). Ele postulou este método em modelos dentários de gesso. Depois disso, os alinhadores foram alterados com "divots", que exerciam pressão sobre os dentes em particular, e "janelas", que davam espaço para os dentes se moverem no interior. O tratamento com alinhadores transparentes (CAT), que conhecemos atualmente, foi introduzido pela primeira vez em 1997 pela Align Technology G (Santa Clara, Califórnia), tornando a ideia de Kesling uma alternativa viável ao tratamento ortodôntico.

Utilizaram métodos laboratoriais e tecnologias de conceção e fabrico assistidas por computador (CAD-CAM), para produzir uma série de aparelhos personalizados para serem usados pelo paciente.[34]

Eficácia do tratamento com alinhadores

Enquanto algumas empresas afirmam que podem curar más oclusões complexas utilizando alinhadores, outros sistemas de alinhadores continuam a ser propositada e abertamente confinados à reparação de pequenas anomalias posicionais. Os factores que determinam os aspectos biomecânicos dos alinhadores incluem a qualidade do material, a espessura do material e a precisão de adaptação do alinhador aos dentes e a quaisquer acessórios. [35]

Ao mesmo tempo, os rápidos avanços técnicos que afectam o

design e o fabrico dos aparelhos e dos materiais dos alinhadores são particularmente propensos a afetar o CAT. Assim, houve um debate sobre a expansão das indicações de tratamento para os alinhadores, apesar do facto de parecer haver um consenso generalizado de que não é apropriado para todos os tipos de pacientes em tratamento ortodôntico.Assim, em 2005, Lagrave` re e Flores-Mir publicaram uma revisão concluindo que, o invisalign foi desenvolvido para ser utilizado como uma alternativa de tratamento ortodôntico para adultos com má oclusão de Classe I com apinhamento leve a moderado. [36] No entanto, Joffe definiu um critério de seleção mais específico: deve ter-se cuidado ao lidar com más oclusões que tenham mais de 5 milímetros de espaçamento e apinhamento, discrepâncias esqueléticas ântero-posteriores superiores a 2 mm, discrepâncias de relação cêntrica e oclusão, rotações dentárias superiores a 20 graus, mordidas abertas anteriores e posteriores, extrusão dentária, inclinação dentária superior a 45 graus, dentes com coroas clínicas curtas e arcadas com falta de múltiplos dentes.

Ele também concluiu que pacientes com dentição permanente com maloclusões leves a moderadas podem se beneficiar desse tratamento.[37] Para confirmar ainda mais essa conclusão, Rossini[38] recomendou que o uso de alinhadores seja limitado a más oclusões simples.

Ele ainda mencionou que a extrusão é o movimento dentário menos preciso a ser realizado com o CAT, e pode resultar em desvios maiores quando comparado a outros movimentos. Essa falta de eficiência pode ser devida à dificuldade do aparelho em desenvolver força suficiente para extruir os dentes de forma significativa. Entretanto, os escores PAR e OGS revelaram que os alinhadores foram tão bem-sucedidos quanto os aparelhos fixos no controle da oclusão vestibular vertical, mesmo anos após o término do tratamento. No seu estudo retrospetivo, Simon et al, também concluíram que o uso de attachments e a quantidade de movimento por alinhador tiveram um grande impacto na previsibilidade do tratamento.

Assim, concluiu que a redução do escalonamento e a utilização de attachments aumentam a previsibilidade do movimento dentário.[35]

Em 2005, Djeu, também apoiou o uso de attachments para melhorar a precisão desse movimento. Ele também concluiu que o tratamento com CAT e aparelho fixo alcançaram pontuações OGS semelhantes para a angulação da raiz no final do tratamento. [39]

Embora o Invisalign e os aparelhos fixos tenham tido pontuações semelhantes no alinhamento, cristas marginais, contactos interproximais e angulação radicular, a terapia com aparelhos teve pontuações significativamente superiores na correção da inclinação vestibulolingual, contactos oclusais, relações oclusais e sobressaliência. Também no seu estudo, ele mostrou que os grupos Invisalign e aparelho receberam pontuações comparáveis para a categoria de crista marginal, indicando que o Invisalign pode de facto nivelar as arcadas tão bem como os aparelhos fixos. Finalmente, o Invisalign não pontuou tão bem como o aparelho para grandes correcções antero-posteriores (A-P), como demonstrado pela fraca pontuação nas categorias de relações oclusais e sobressaliência em relação ao grupo do aparelho.[39]

Vantagens e desvantagens do CAT[38,40]

- Modalidade de tratamento removível altamente estética para correção de más oclusões em adultos.
- Os pacientes consideram os alinhadores relativamente confortáveis e têm-nos aprovado de forma consistente.
- Alternativa benéfica para o planeamento do tratamento em pacientes adultos com risco de periodontite.
- Redução do tempo de utilização da cadeira.
- Mínimo ou nenhum caso de emergência de pacientes.
- A adesão é necessária porque os alinhadores são amovíveis e, por isso, o ortodontista tem de confiar na motivação e fiabilidade do paciente para alcançar os resultados desejados.
- O Invisalign trata minimamente a oclusão. Os aparelhos convencionais poderiam ter demorado menos tempo a obter os mesmos resultados ou talvez melhores.
- Não existem vantagens biomecânicas.

REABSORÇÃO RADICULAR APÓS ALINHADOR TERAPIA

A aplicação de força sobre os dentes com qualquer aparelho, fixo ou removível, dá início a um processo celular sequencial. A intensidade deste processo inflamatório depende de inúmeros parâmetros, tais como a virulência ou agressividade das diferentes células reabsorventes, bem como a fragilidade e sensibilidade dos tecidos envolvidos.

A terapia com Aligner pertence à classe dos aparelhos removíveis e, por isso, aplica forças intermitentes. Várias publicações abordam o facto de que a pausa no tratamento com forças intermitentes permite que o cemento reabsorvido cicatrize e evite novas reabsorções. Por outro lado, as forças intermitentes têm sido associadas, nos seus efeitos, a forças de oscilação prejudiciais.

Não há diferença se a força é aplicada a partir de um aparelho removível regular, como um aparelho Hawley com molas ou parafusos, ou outro aparelho removível, como alinhadores. [39] Para além disso, verificou-se que os dentes traumatizados apresentavam reabsorção radicular externa sem qualquer tratamento ortodôntico e que os dentes traumatizados movimentados ortodonticamente com reabsorção radicular prévia eram mais sensíveis a uma maior perda de material radicular. A perda média de raiz para pacientes traumatizados após terapia ortodôntica foi de 1,07 mm, comparada com 0,64 mm para dentes não traumatizados. No entanto, outro artigo sugeriu que dentes traumatizados sem sinais de reabsorção não são mais reabsorvidos do que dentes não traumatizados.[21] Assim, concluiu-se que a aplicação de força, mesmo pela técnica Invisalign, inicia processos celulares sequenciais, assim como todos os outros aparelhos ortodônticos que podem levar à reabsorção radicular.[21]

Comparação entre alinhadores e outros aparelhos para reabsorção radicular

Existe uma controvérsia na literatura sobre o efeito dos alinhadores transparentes na reabsorção radicular. Alguns estudos sugerem que os alinhadores removíveis podem ter o potencial de minimizar a reabsorção radicular induzida ortodonticamente devido à sua propriedade piezoeléctrica. No entanto, comparando a terapia com alinhadores transparentes com os aparelhos ortodônticos fixos tradicionais, vários estudos não relataram alterações apreciáveis na taxa de reabsorção radicular.[41]

Para esclarecer esta questão, Sombuntham et al efectuaram um estudo em animais com ratos em 2009. Ele mencionou os efeitos do aparelho plástico transparente na reabsorção radicular e que estes foram observados como lacunas superficiais iniciais associadas a células mononucleares nas superfícies radiculares, que foram seguidas pela adesão de osteoclastos multinucleados às lacunas de reabsorção até ao 7º dia de tratamento. Concluiu que toda a reabsorção radicular foi sujeita à direção e magnitude das forças que foram geradas pelo alinhador transparente.[42]

Ao mesmo tempo, um estudo realizado por Brandon em 2010 avaliou a incidência e a gravidade da reabsorção radicular após o tratamento ortodôntico com alinhadores. Concluiu que não foi detetada qualquer reabsorção nos dentes.[43] Diferente do estudo acima, Kreiger em 2013 realizou um estudo onde utilizou a mesma técnica. Ele mencionou que 46% dos dentes apresentaram reabsorção radicular, claro que com gravidade variável de reabsorção radicular. No entanto, não se pode negar que os tamanhos das várias amostras utilizadas nas duas investigações, que incluíram 1600 dentes na investigação de Krieger et al. e 540 dentes no estudo de Brandon, podem ter contribuído para as diferenças nos resultados.[44] Assim, a fim de avaliar melhor o grau de reabsorção radicular, foi realizado um estudo piloto por Eissa et al. em 2018. Ele comparou o grau de reabsorção radicular após alinhadores, sistema Damon autoligável e aparelhos convencionais de braquetes Edgewise pré-ajustados. Concluiu que todos os casos tratados com alinhadores mostraram significativamente menos reabsorção radicular do que aqueles tratados com aparelhos convencionais de braquetes Edgewise pré-ajustados.[46] Por outro lado, acredita-se que o sistema de braquetes autoligáveis Damon produz forças leves e, portanto, seria mais fisiológico para o periodonto. Apesar de ter sido observada uma reabsorção radicular estatisticamente significativa em todos os pacientes tratados com Damon Q, Boyd indicou que a quantidade de força ortodôntica não era o principal fator determinante no processo de reabsorção radicular. Outro estudo de Boyd também concluiu que os alinhadores podem ser pré-programados para gerir a quantidade de força aplicada aos dentes e, como resultado, as tensões na área apical podem ser reduzidas para prevenir ou mesmo minimizar a incidência de reabsorção radicular induzida ortodonticamente. Além disso, em 2018, Aman[46] et al, no seu estudo de CBCT, investigaram a ocorrência de RR com a terapia de alinhadores. Eles relataram que, após o tratamento, a aproximação da placa cortical palatina mostrou uma associação mais forte com a RR. Concluíram também que o apinhamento provou ser um fator de risco para a OIIRR, sendo a alteração na percentagem do comprimento radicular para o apinhamento ligeiro significativamente menor do que quando comparado com o apinhamento severo. Para resumir a literatura encontrada, Fang[47] et al realizaram uma revisão sistemática e mencionaram que, dos seus 11 estudos, seis estudos mostraram menor incidência de RR no CAT quando comparado à terapia com aparelho fixo. Dois estudos descreveram quase a mesma incidência, enquanto os três estudos restantes não relataram nenhuma RR significativa com o CAT. Eles também concluíram que a RR poderia se desenvolver em qualquer dente de qualquer arco onde os alinhadores transparentes teriam sido inseridos.

Razões para a menor gravidade da reabsorção radicular pelos alinhadores:

- As talas termoplásticas exercem forças intermitentes que podem ajudar a promover o processo de reparação do cemento.
- Os alinhadores termoplásticos geram uma baixa quantidade de movimento dentário, com uma média de 1 mm/mês.[48]
- Tipo de má oclusão - A RR na má oclusão de classe 1 foi significativamente mais baixa do que na má oclusão de classe 2 quando tratada com alinhadores.[35]
- Os alinhadores fornecem forças leves que podem ainda ajudar a restaurar a circulação sanguínea e promover a geração de osteoclastos e progenitores de osteoclastos, reduzindo assim a hialinização, um fator que contribui para a reabsorção radicular.

- A duração do tratamento é mais curta do que a dos aparelhos fixos.
- Os movimentos são limitados a uma ligeira inclinação, o que leva a uma menor deslocação apical.[38]

CONCLUSÃO

A reabsorção radicular é um dos principais problemas no tratamento ortodôntico. A reabsorção radicular é um processo inevitável e irreversível que pode levar ao encurtamento do ápice da raiz e é um evento adverso após e durante o tratamento ortodôntico. Por isso, quando a reabsorção radicular é uma possibilidade, deve considerar-se a possibilidade de tomar as precauções necessárias.

Tornou-se bastante evidente que a reabsorção radicular inflamatória induzida ortodonticamente pode ocorrer de forma imprevisível com qualquer modalidade de tratamento, incluindo os alinhadores. Para o diagnóstico da reabsorção radicular, múltiplas modalidades radiográficas têm sido utilizadas. Um grande número de estudos utilizou radiografias panorâmicas para a avaliação da RR, mas concluiu-se que a TCFC é uma ferramenta razoavelmente válida e fiável para o cálculo da RR. Além disso, a TCFC pode mostrar alterações na raiz em todas as direcções e tem uma boa resolução espacial. Em conclusão, a utilização de medições 2D para analisar a reabsorção radicular é inferior às medições 3D em termos de precisão e fiabilidade. Assim, um planeamento de tratamento mais preciso e a colaboração do doente podem ajudar a reduzir a reabsorção radicular sem intercorrências. Os alinhadores tornaram-se bastante populares entre os pacientes adultos devido aos seus benefícios como a estética, o conforto e a redução do tempo de consulta. Como sabemos que os alinhadores são aconselhados a ser retirados para comer e fazer a higiene oral, a força exercida sobre os dentes no CAT é descontínua, ao contrário da força contínua produzida pelos aparelhos fixos. Devido à natureza viscoelástica da PDL e à aplicação de forças verticais durante a função e a parafunção, as forças contínuas leves são percebidas como intermitentes pelo periodonto. Após a terapia com alinhadores, a reabsorção radicular afetou mais os incisivos centrais e laterais superiores. A proporção de alteração no comprimento da raiz foi fortemente influenciada pelo género, má oclusão, severidade do apinhamento, tipo de movimento dentário e aproximação pós-tratamento às placas corticais. Além disso, existe uma associação entre a duração do tratamento e a reabsorção radicular. A quantidade de reabsorção radicular é afetada pela duração dos estímulos mecânicos. No entanto, devido à grande variação individual na gravidade das reabsorções radiculares efectivas, não há forma de antecipar os resultados utilizando parâmetros externos. Para além disso, pode deduzir-se que a terapia com alinhadores transparentes pode não prevenir a reabsorção radicular, mas a sua incidência e severidade podem ser reduzidas quando comparada com a terapia com aparelhos fixos. Isso pode ser alcançado com o uso de forças intermitentes e menos forças de balanço para a movimentação dentária. O movimento dentário na terapia com alinhadores transparentes é programado a uma taxa comparativamente mais lenta em comparação com os aparelhos fixos. Este facto pode contribuir para uma menor reabsorção radicular com a terapia de alinhadores. No entanto, os dados científicos actuais concluem que a terapia com alinhadores transparentes não é inferior aos aparelhos ortodônticos fixos de força ligeira, mas é superior aos aparelhos ortodônticos de força pesada em termos de risco de desenvolvimento de reabsorção radicular, mas ainda há margem para investigação futura.

REFERÊNCIAS

1. Brezniak N, Wasserstein A. Reabsorção radicular inflamatória induzida ortodonticamente. Parte I: os aspectos científicos básicos. Angle Orthod. 2002;72(2):175-9.
2. Savoldi F, Bonetti S, Dalessandri D, Mandelli G, Paganelli C. Avaliação da reabsorção radicular apical incisal após tratamento ortodôntico de baixo atrito utilizando imagens radiográficas bidimensionais e correção trigonométrica. J Clin Diagn Res. 2015;9(11):70-6.
3. Brezniak N, Wasserstein A. Reabsorção radicular após tratamento ortodôntico: Parte 2. Revisão da literatura. Am J Orthod Dentofacial Orthop. 1993;103(2):138-46.
4. Yi J, Xiao J, Li Y, Li X, Zhao Z. Reabsorção radicular apical externa em casos de não-extração após terapia com alinhador transparente ou tratamento ortodôntico fixo. J Dent Sci. 2018;13(1):48-53.
5. Zheng M, Liu R, Ni Z, Yu Z. Eficiência, eficácia e estabilidade do tratamento com alinhadores transparentes: Uma revisão sistemática e meta-análise. Orthod Craniofac Res.

2017;20(3):127-33.

6. Baeshen HA. Avaliação da reabsorção radicular induzida ortodonticamente usando tomografia computadorizada de feixe cônico e micro tomografia computadorizada. J King Saud Univ Eng Sci. 2021;33(6):101-5.

7. Bates S. Absorção. Br J Dent Sci. 1856;1(2):256.

8. Ottolengui R. A reabsorção fisiológica e patológica das raízes dentárias. Dent Items Interest. 1914;36(1):322-62. Becks H, Marshall JA. Reabsorção ou absorção? J Am Dent Assoc. 1932;19(9):1528-37.

9. Ketcham AH. Um relatório preliminar de uma investigação da reabsorção radicular apical de dentes permanentes. In First IOC;1927;1(1):372-401.

10. Henry JL, Weinmann JP. O padrão de reabsorção e reparação do cemento humano.J Am Dent Assoc. 1951;42(3):270-90.

11. Hemley S. The incidence of root resorption of vital permanent teeth (A incidência de reabsorção radicular em dentes permanentes vitais). J Dent Res. 1941 ;20(2):133-41.

12. Reitan K. Princípios biomecânicos e reação. Princípios e

técnicas actuais de ortodontia. 1st edition. Estados Unidos da América: Thomas M. Graber. 1985:101-92.

13. Phillips JR. Reabsorção radicular apical sob terapia ortodôntica. Angle Orthod. 1955;25(1):1-22.

14. Shafer WG, Hine MK, Levi BM. Um livro de texto de patologia oral. 4ª edição. Philadelphia: WB Saunders. 1983:328- 32.

15. Andreasen JO. Revisão dos sistemas e modelos de reabsorção radicular. Etiologia da reabsorção radicular e os mecanismos homeostáticos do ligamento periodontal. In: Davidovitch Z, edição. Biological mechanisms of tooth eruption and root resorption (Mecanismos biológicos da erupção dentária e reabsorção radicular). 1988:9-22.

16. Tronstad L. Reabsorção radicular - um problema multidisciplinar em medicina dentária. In: Davidovitch Z, ed. Biological mechanisms of tooth eruption and root resorption (Mecanismos biológicos da erupção dentária e reabsorção radicular). 1988:293-301.

17. Jones SJ, Boyde A, Ali NN, Maconnachie E. Variação nos tamanhos das lacunas de reabsorção feitas in vitro.

Microscópio Eletrónico de Varrimento. 1986;4(4);1571-80.

18. Jacob A, Ashith MV, Shetty S, Nambiar S, Jose NP. A literature review on orthodontically induced root resorption: the aftermath of the pursuit of an attractive smile. Eur J Mol Clin Med. 2020;7(3):941-57.

19. Harry MR, Sims MR. Reabsorção radicular na intrusão bicúspide: um estudo ao microscópio eletrónico de varrimento. Angle Orthod. 1982;52(3):235-58.

20. Levander E, Malmgren O, Eliasson S. Avaliação da reabsorção radicular em relação a dois regimes de tratamento ortodôntico. Um estudo clínico experimental. Eur J Orthod. 1994;16(3):223-8.

21. Malmgren O, Goldson L, Hill C, Orwin A, Petrini L, Lundberg M. Reabsorção radicular após tratamento ortodôntico de dentes traumatizados. Am J Orthod. 1982;82(6):487-91.

22. Phillips JR. Reabsorção radicular apical sob terapia ortodôntica. Angle Orthod. 1955;25(1):1-22.

23. Newman WG. Possíveis factores etiológicos da reabsorção radicular externa. Am J Orthod. 1975;67(5):522-39.

24. Mirabella AD, Årtun J. Factores de risco para a reabsorção

radicular apical dos dentes anteriores maxilares em pacientes ortodônticos adultos. Am J Orthod Dentofacial Orthop. 1995;108(1):48-55.

25. Lupi JE, Handelman CS, Sadowsky C. Prevalência e gravidade da reabsorção radicular apical e perda óssea alveolar em adultos tratados ortodonticamente. Am J Orthod Dentofacial Orthop. 1996;109(1):28-37.

26. Barbagallo LJ, Jones AS, Petocz P, Darendeliler MA. Propriedades físicas do cemento radicular: parte 10. Comparação dos efeitos de aparelhos termoplásticos removíveis invisíveis com forças ortodônticas leves e pesadas no cemento de pré-molares. Um estudo de tomografia microcomputada. Am J Orthod Dentofacial Orthop. 2008;133(2):218-27.

27. Nahoum H. Patent Pending, United states patent office, 1959.

28. Pandis N, Nasika M, Polychronopoulou A, Eliades T. Reabsorção radicular apical externa em pacientes tratados com braquetes convencionais e autoligáveis. Am J Orthod Dentofacial Orthop. 2008;134(5):646-51.

29. Weltman B, Vig KW, Fields HW, Shanker S, Kaizar EE. Reabsorção radicular associada à movimentação dentária ortodôntica: uma revisão sistemática. Am J Orthod Dentofacial Orthop. 2010;137(4):462-76.

30. Stuteville OH. Lesões causadas por forças ortodônticas e os resultados finais dessas lesões. Am J Orthod Oral Surg. 1938;24(2):103-19.

31. Dudic A, Giannopoulou C, Leuzinger M e Kiliaridis S Deteção de reabsorção radicular apical após tratamento ortodôntico utilizando radiografia panorâmica e tomografia computorizada de feixe cónico de super alta resolução. Am J Orthod Dentofacial Orthop. 2009;135(4):434-7.

32. Kesling HD. A filosofia do aparelho de posicionamento dentário. Am J Orthod. 1945;31(6):297-304.

33. Wong BH. Invisalign de a a z.Am J Orthod Dentofacial Orthop. 2002;121(5):540-1.

34. Joffe L. Invisalign®: experiências iniciais.J Orthod. 2003;30(4):348-52.

35. Simon M, Keilig L, Schwarze J, Jung BA, Bourauel C. Resultado do tratamento e eficácia de uma técnica de

alinhadores - relativamente ao torque dos incisivos, à desratização dos pré-molares e à distalização dos molares. BMC Oral health. 2014;10(4):1-7.

36. Lagravere MO, Flores-Mir C. Os efeitos do tratamento com alinhadores ortodônticos Invisalign: uma revisão sistemática. J Am Dent Assoc. 2005;136(12):1724-9.

37. Fowler B. A comparison of root resorption between invisalign treatment and contemporary orthodontic treatment (Doctoral dissertation, University of Southern California);2010

38. Rossini G, Parrini S, Castroflorio T, Deregibus A, Debernardi CL. Eficácia dos alinhadores transparentes no controlo da movimentação dentária ortodôntica: uma revisão sistemática. Angle Orthod.2015;85(5):881-9.

39. Djeu G, Shelton C, Maganzini A. Avaliação do resultado do tratamento ortodôntico Invisalign e tradicional comparado com o sistema de classificação objetiva do American Board of Orthodontics. Am J Orthod Dentofacial Orthop. 2005;128(3):292-8.

40. Weir T. Alinhadores transparentes no tratamento ortodôntico. Aust Dent J. 2017;62(2):58-62.

41. Papageorgiou SN, Koletsi D, Iliadi A, Peltomaki T, Eliades T. Resultado do tratamento com alinhadores ortodônticos e aparelhos fixos: uma revisão sistemática com meta-análises. Eur J of Orthod. 2020;42(3):331-43.

42. Sombuntham NP, Songwattana S, Atthakorn P, Jungudomjaroen S, Panyarachun B. Movimentação dentária precoce com um aparelho de plástico transparente em ratos. Am J Orthod Dentofacial Orthop. 2009;136(1):75-82.

43. Eissa O, Carlyle T, El-Bialy T. Avaliação do comprimento da raiz após tratamento com alinhadores transparentes e dois aparelhos ortodônticos fixos diferentes. Um estudo piloto. J Orthod Sci. 2018;7(11):100-6.

44. Krieger E, Drechsler T, Schmidtmann I, Jacobs C, Haag S, Wehrbein H. Reabsorção radicular apical durante o tratamento ortodôntico com alinhadores? Um estudo radiométrico retrospetivo. Head Face Med. 2013;9(1):1-8.

45. Boyd RL, Oh H, Fallah M, Vlaskalic V. Uma atualização sobre as considerações presentes e futuras dos alinhadores. J Calif Dent Assoc. 2006;34(10):793-805.

46. Aman C, Azevedo B, Bednar E, Chandiramami S, German

D, Nicholson et al. Reabsorção radicular apical durante o tratamento ortodôntico com alinhadores transparentes: Um estudo retrospetivo utilizando tomografia computorizada de feixe cónico. Am J Orthod Dentofacial Orthop. 2018;153(6):842-51

47. Fang X, Qi R, Liu C. Reabsorção radicular no tratamento ortodôntico com alinhadores transparentes: Uma revisão sistemática e meta-análise. Orthod Craniofac Res. 2019;22(4):259-69.

48. Iglesias LA, Sonnenberg B, Solano B, Yañez VRM, Solano E, Lindauer SJ et al. Reabsorção radicular apical externa induzida ortodonticamente em pacientes tratados com aparelhos fixos versus alinhadores removíveis. Angle Orthod. 2017;87(1):3-10.

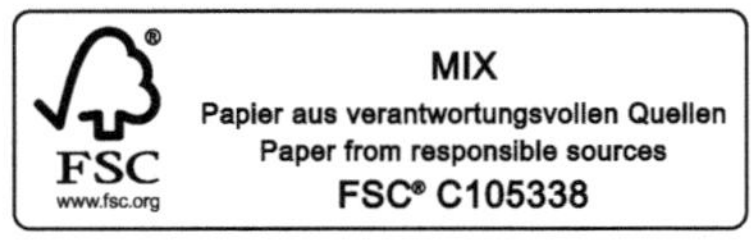

Printed by Books on Demand GmbH, Norderstedt / Germany